QUELQUES FAITS PRATIQUES

DE

L'HOMŒOPATHIE

PAR

LE Dr MOREAU

D'ANGOULÊME

> Le premier, l'unique devoir du médecin est de rendre la santé aux personnes malades : c'est ce qu'on appelle guérir.
>
> HAHNEMANN, *Organon*, Ier.

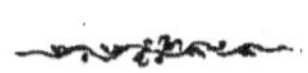

ANGOULÊME

IMPRIMERIE CHARENTAISE DE FRUGIER AÎNÉ

Rue d'Iéna, 13

1859

AVANT-PROPOS

—◦◦◦◦—

Lorsque la Cour impériale de Bourges, exécutrice des hautes sentences de la Cour souveraine, prononça un arrêt qui frappait notre doctrine plutôt que nous-même, nous nous inclinâmes respectueusement.

Nous étions bien persuadé que les deux années qui venaient de s'écouler en discussions chaleureuses et en publications fiévreuses n'étaient pas perdues pour l'homœopathie. Si nous avions consumé du temps dans ces scandaleux débats, notre doctrine n'avait fait que grandir dans le développement de ses principes ; jusque-là elle était restée ignorée, aussi rien n'était plus propre à appeler l'attention vers elle que l'enthousiasme des uns à la vue de ses succès et l'effroi et l'opposition systématique des autres, intéressés à la combattre. Cette sentence prononcée, nous reprenions notre calme et nous nous promettions de réparer ce temps perdu.

Ramasser des matériaux épars çà et là, expérimenter quelques nouvelles substances, parcourir le dossier de chacun de nos malades et noter les remèdes qui nous avaient donné le plus de certitude dans leur action, devint le plus sérieux de nos soins.

Au moment de publier l'introduction de ce travail, produit de nos veilles, œuvre incomplète à la vérité, mais utile aux jeunes médecins homœopathes au lit du malade, un nouveau scandale surgit, les journaux retentissent d'un nouveau débat, d'une nouvelle guerre de l'allopathie contre l'homœopathie.

Dès lors, malgré nous, nous sommes entraîné à dire un mot de l'origine de ces débats, laissant à nos lecteurs le soin de décider qui des homœopathes ou des allopathes a fait preuve, dans cette circonstance, d'un esprit de justice et de délicatesse.

Voici les faits :

M. Gallard sort des bancs de l'école, où il a puisé avec les leçons de ses maîtres la haine qu'on lui a soufflée contre la doctrine d'Hahnemann. En lui délivrant le bonnet doctoral, gardez-vous, lui a-t-on dit, de lire les travaux de la nouvelle école d'Allemagne, et jurez devant l'effigie d'Hippocrate, de rester fidèle aux préceptes de nos écoles.

L'imagination de notre jeune docteur s'enflamme, son dévouement et son respect pour ses maîtres l'obligent de se déchaîner contre une doctrine dont il ne peut comprendre les mystères, il crie contre l'homœopathie sans l'étudier, il calomnie des livres qu'il n'a pas lus et des hommes qu'il ne connaît pas; les journaux appartenant à l'école s'empressent d'ouvrir leurs colonnes à ces insolentes provocations et à ces blessantes injures. Les homœopathes de Paris, profondément offensés, demandent à M. Gallard et au rédacteur responsable du journal l'*Union médicale*, qui a publié l'article, de rétracter leurs paroles calomnieuses, ou mieux, s'ils le préfèrent, d'accepter un débat scientifique sur la valeur de l'homœopathie, déclarant dans ce cas l'injure qui leur a été faite comme non avenue.

Les deux allopathes reculent devant le défi qui leur est porté et préfèrent venir s'asseoir sur le banc des accusés, comme calomniateurs, que d'avouer leur insuffisance en présence des hautes questions scientifiques que peut dérouler devant eux l'homœopathie envahissante.

Ne semble-t-il pas qu'en calomniant ils doivent se relever de leur absurde entêtement et faire croire que la thérapeutique enseignée dans les écoles est arrivée à son apogée, lorsque, à côté de ces avortons de la science, de grands génies ont eu le courage de confesser leur impuissance. Ecoutez parler les Boerrhave, les Sprengel, les Broussais, les Frappart, les Bichat, les Alibert et tant d'autres.

Entendez le premier maître de vos écoles des temps modernes, qui vous dit : « Il serait plus avantageux qu'il n'y eût jamais eu de médecins dans le monde ; conservez-vous la tête fraîche, les pieds chauds, le ventre libre et moquez-vous des médecins. »

Un autre ne vous dit-il pas : « Le scepticisme en médecine est le comble de la science. » Cet autre : « Elle (la médecine) berce l'être souffrant d'un espoir chimérique. » Un quatrième : « Médecine, pauvre médecine ! médecins, pauvres savants ! malades, pauvres victimes ! » Et un cinquième enfin : « Qu'est-ce qu'un art de guérir qui change aussi souvent que les modes des femmes ? »

En voilà assez pour démontrer l'étendue de la science et le degré de certitude que les savants de l'école peuvent puiser dans leur arsenal scientifique, et c'est lorsqu'un génie profond vous fraie une nouvelle voie où doivent se briser vos erreurs et vos découragements, où la vérité apparaît comme l'étoile de salut, que vous criez au mensonge et au charlatanisme. Que n'avez-vous, au lieu de blasphémer, cherché à approfondir ? Votre langage doit paraître bien étrange à vos lecteurs, quand ils constatent que les hommes nourris par l'étude se réservent et se taisent, tandis que vous, jeunes étourdis, vous vous laissez entraîner à vos idées préconçues, et, à l'exemple de M. Gallard, écrivez des invectives, impuissants que vous êtes devant la discussion scientifique, que vous fuyez.

Nous avons hâte d'en finir avec ce nouveau procès scandaleux qui a pris sa source dans la malveillance des ennemis des homœopathes, auxquels on a prêté l'idée, dans cette circonstance, de vouloir faire du bruit autour de leurs noms. Qu'ont-ils besoin, grand Dieu ! de faire sonner la trompette, lorsque la doctrine qu'ils professent leur donne du travail au-dessus de leurs forces ? Ils demandent plutôt la lumière ; ils appellent leurs adversaires sur le terrain de la discussion, et ceux-ci leur répondent par des injures.

Quoi qu'il en soit, une nouvelle tâche nous incombe ; nous tâcherons de ne point y faillir. Les débats, un peu plus tôt, un peu plus tard, doivent s'ouvrir à la discussion

scientifique; les journaux homœopathiques se font jour,
les publications cliniques de cette école se fraient une
voie, l'édifice s'élève, nous y porterons notre pierre, laissant passer sans préoccupations les menées sourdes, les
insultes et les criailleries de confrères jaloux, espérant
qu'à côté de ceux qui polluent leur plume, il surgit quelques esprits clairvoyants, qui, sans dépouiller le vieil
homme, ne craignent pas, malgré leurs médailles, malgré
le respect qu'ils professent pour leurs maîtres, de se trem-
per aux inspirations du grand maître.

Loin de nous la pensée de réveiller le passé et de jeter
un nouveau défi à un confrère imprudent. Qu'il nous soit
permis, néanmoins, de donner quelques explications à un
passage de la lettre qu'il nous adressait par les journaux,
en date du 20 mai 1857.

Il nous disait : « Je suis bien convaincu que vous n'ac-
cepteriez pas le titre d'allopathe motivé par les applications
de cautères, de vésicatoires, de sinapismes, par l'emploi
d'une saignée, etc. »

Ne semble-t-il pas déduire de cette naïve réflexion que
les médecins homœopathes ont perdu le droit de diplôme,
le droit de se servir des moyens thérapeutiques de la
médecine ordinaire ?

Voici notre réponse :

Dans notre pratique, constatant un jour et avec une
profonde douleur l'insuffisance de la thérapeutique de l'é-
cole en présence de certaines maladies, nous avons cru de
notre devoir de chercher dans la doctrine d'Hahnemann
ce qu'il pouvait y avoir d'utile. Nous avons été assez heu-

reux pour y découvrir d'immenses trésors ; nous en avons fait le profit de notre art. Assurément, aux yeux des hommes sensés, ce n'est pas là une raison pour conclure que nous renoncions entièrement et d'une manière absolue aux ressources des temps passés. La loi des semblables est féconde ; heureux les praticiens qui, exempts de préventions, cherchent à la comprendre et à la mettre en usage à l'avantage de la pauvre humanité affligée par la maladie.

D'ailleurs, où en serait la médecine officielle si, en passant d'Hippocrate à Gallien, de Gallien à Paracelse, de Paracelse à Boerrhave, de Boerrhave à Stol, de Stol à Pinel, de Pinel à Rasory et de Rasory à Broussais, elle était obligée de n'appartenir qu'à Broussais ? De ces moyens de guérison que ces écoles ont préconisés, les uns restent avec leurs quelques ressources ; les autres sont tombés dans l'oubli le plus profond. Mais, en passant d'un système à l'autre, n'est-il pas resté, de celui qui a précédé à celui qui a suivi, une de ses pensées, un de ses moyens thérapeutiques ?

En d'autres termes, après avoir été Broussaisienne pur sang, Broussaisienne quand même, l'école officielle a-t-elle perdu tout son crédit en revenant puiser dans le passé, qu'elle avait condamné, toute sa thérapeutique du jour, qui n'est qu'un éclectisme le plus embarrassant? Et M. Bouillaud, élève de Broussais et chef de l'école de ce grand maître, a-t-il perdu tout son crédit le jour où, constatant les égarements d'un système exagéré auquel il avait appartenu et d'après lequel il avait combattu, pendant longues années, la fièvre typhoïde par la saignée coup sur coup, il cherche, dans les errements des systèmes qui l'ont devancé, les moyens thérapeutiques de vaincre cette grave maladie.

Lorsque l'école, aveuglée par ses préventions et étonnée du spiritualisme de notre doctrine, n'a que cet éclectisme, c'est-à-dire cet amalgame, où les yeux du plus clairvoyant s'égarent en constatant son impuissance, on nous dit : « Si vous voulez être homœopathe, vous ne pouvez vous servir sans vous dénier, sans cesser d'être l'émule d'Hahnemann, des moyens qui ont été vantés dans les écoles. Vous devez être tout vous-même, ou rester en dehors de l'école allemande. »

Où donc cette école officielle a-t-elle trouvé dans les travaux d'Hahnemann que l'homœopathie ne pouvait être, dans certains cas, sans les globules, sans les doses infinitésimales ? Où a-t-elle trouvé qu'une infusion, qu'un extrait, qu'un médicament avait cessé d'être homœopathique parce qu'il avait conservé sa dose pondérale ? Où a-t-elle trouvé, cette école, que la révulsion, que l'exutoire, que le cataplasme, que la saignée même étaient repoussés absolument ; vous entendez, absolument par l'école à laquelle j'appartiens ? Où a-t-elle trouvé, cette école, que l'homœopathie n'avait plus droit de chirurgie ni foi en elle ; qu'en présence d'un membre cassé ou sphacélé, elle n'avait que des globules en ses mains ? Où a-t-elle découvert qu'en présence d'un cerveau congestionné ou d'une syncope, elle rejetait la saignée ?

Nous ne nous étendrons pas davantage sur ces attaques malencontreuses, sur ces calomnies aussi malheureuses dans leurs effets qu'imprévoyantes dans leurs conceptions.

Nous dirons à l'école : Vous n'êtes pas arrivée à votre apogée; vous savez beaucoup, mais vos sciences accessoires vous aveuglent et vous font oublier les moyens de guérison, la science thérapeutique, celle qui vous est indispensable au lit du malade, et en présence d'infirmités que vous regardez comme incurables, parce que les moyens que la Providence a mis sous la main de l'homme de l'art pour guérir son malade ne sont pas suffisamment étudiés, et qu'on cherche dans le fond de la mer l'élément qui est à sa surface.

Disons un mot de ce qui distingue essentiellement les deux doctrines homœopathiques et allopathiques en présence de la maladie qui est susceptible de guérison, complète ou incomplète.

L'allopathie a pour adage : Guérir quelquefois, soulager souvent, consoler toujours.

L'homœopathie, sans avoir, selon la critique de ses adversaires, dérobé le feu du ciel, a pour adage : Chercher et trouver, autant que le comportent les éléments de la vie qui n'a pas rendu son dernier souffle: 1° la guérison; 2° la guérison; 3° et enfin la guérison.

En effet, qu'a à voir la science dans ce que l'école, avouant sa faiblesse, appelle la consolation du moribond?

Vous cherchez à consoler; mais vous n'avez donc plus rien à faire? Le mal est donc sans appel? Vous êtes impuissants, vous nous cédez la place, et nous arrivons, oui, il faut bien le dire, nous arrivons pour guérir.

Vous dites qu'il arrive un moment où vous avez à soulager souvent, ce qui, en d'autres termes, signifie renoncer à la guérison, reconnaître que celle-ci n'est plus possible, et que ce qui vous reste à faire est de porter un baume adoucissant, une dose d'opium suffisante pour aider à mourir. C'est ici où il faut distinguer ce que vous faites et ce que l'école d'Hahnemann ferait à votre place. Vous avez, dans vos appréciations, trop tôt prononcé l'arrêt de mort, et vous ne vous occupez plus que des souffrances ; vous avez négligé de chercher encore par où vous pourriez arrêter la marche de la maladie ; vous avez cherché à soulager un malade lorsque encore les efforts de la nature marquaient, par des souffrances, les moyens de trouver l'élément qui devait guérir ; vous avez donné le calmant, vous avez assoupi la douleur, vous avez masqué vos moyens d'investigation, et vous avez, en contentant votre malade, détruit tout moyen de guérison. Le calme produit par votre opium et ses succédanés ayant cessé, les symptômes de la maladie se réveillent avec d'autant plus d'intensité qu'ils ont été assoupis plus longtemps et qu'ils ont augmenté sous l'action d'un remède, l'opium, qu'on peut appeler un poison violent. Vous avez soulagé, nous ne vous le contestons pas ; vous avez même contenté le malade et capté la confiance des personnes qui l'entourent, Mais vous avez incontestablement troublé les efforts que la nature emploie pour se débarrasser du mal ; vous avez troublé votre diagnostic, perdu de vue la cause et la nature du mal, et, par conséquent, masqué les moyens de guérison qui restaient encore.

En termes clairs, voici les raisons qui distinguent les deux doctrines : l'une cherche et emploie des remèdes qui provoquent des effets immédiats, sensibles et qui soulagent; l'autre, des remèdes qui ont des effets éloignés et qui guérissent.

Comme les faits parlent plus haut que les raisonnements les plus brillants, où, partant de faux principes, on tire des inductions erronées quoique conséquentes avec leur principe, pour prouver la puissance de l'homœopathie, nous citerons quelques-unes des cures que nous avons opérées depuis trois ans que nous voyons des malades à Angoulême.

Nous présenterons ces observations avec toute la simplicité d'une narration.

Cet exposé des quelques cas de maladie que nous allons publier sera succinct; il n'embrassera pas de définition, de classification; nous nous conformerons en cela aux auteurs en homœopathie qui ont publié quelques faits cliniques.

En effet, la pathogénésie des médicaments ou de chaque médicament ne peut ressembler à l'affection particulière bien caractérisée et bien distincte d'un organe, d'un appareil, d'une fonction. La collection des phénomènes qu'une substance médicamenteuse provoque sur l'individu sain peut bien se rattacher plus particulièrement à une partie de l'économie qu'à l'autre; mais comme celle-ci est une, et que tout se lie en elle, nous trouvons dans les derniers ramuscules de l'arbre nerveux, dans les organes qui jouent le rôle le moins important, comme dans ceux qui représentent, d'après l'immortel Bichat, le trépied de la vie, savoir, le cerveau, la poitrine, l'estomac et ses dépendances, les effets sensibles de cette substance.

Envisageant sous toutes les formes une maladie quelconque, soit qu'elle ait ou qu'elle n'ait pas de gravité, nous ne pouvons jamais la rattacher à un organe isolé. Prenons pour exemple soit une maladie du poumon, soit une maladie des entrailles, soit, pour rendre plus sensible notre raisonnement, une affection cancéreuse qui siége à l'un des seins. Cet organe est-il atteint isolément, sa désorganisation s'opère-t-elle avec le seul symptôme du développement d'un tissu anormal, ou, plutôt, l'économie tout entière ne manifeste-t-elle pas des symptômes particuliers qui se lient au symptôme principal de l'organe qui se décompose? Que se passe-t-il alors, en effet, dans la circulation, dans la respiration, dans l'appareil de la digestion et dans celui de la sensibilité nerveuse?

En se rattachant à cette idée fondamentale qu'une maladie est plutôt une collection de phénomènes morbides qu'un fait pathologique isolé, nous ne représenterons pas une maladie par son nom particulier, selon la classification des auteurs; nous nous bornerons à énumérer les symptômes qui la constituent, et, d'après la collection de ceux-ci, nous ferons connaître le remède que nous aurons cru le plus propre à les combattre, et auxquels nous pourrons rapporter les résultats obtenus.

Néanmoins, écrivant pour les jeunes médecins qui désirent faire quelques expérimentations dans notre doctrine, nous dirons à quels genres de maladie, d'après le nom que leur donnent les auteurs, peuvent se rapporter les cas qui se seraient présentés à notre clinique et que nous aurons eu à combattre.

Nous dirons à nos lecteurs, et surtout à nos confrères : Voilà les faits ; libre à vous de les contester et à nous de venir repousser vos objections, en apportant, à l'appui de nos assertions, les témoignages qui vous manquent.

Cette publication ne sera pas dépourvue d'intérêt ; elle viendra donner à la doctrine que nous représentons l'appui qui lui fait défaut pour résister à des attaques sourdes et hypocrites.

Nous remplissons un mandat : Dieu aidant, le temps fera le reste.

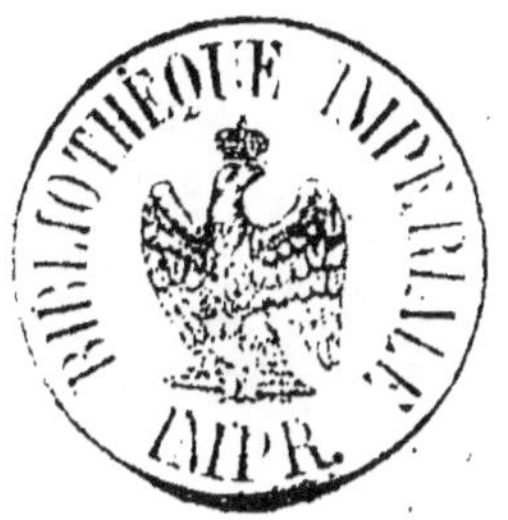